Les chakras pour les débutants :

Prenez vos chakras en mains & Prenez le contrôle de votre vie

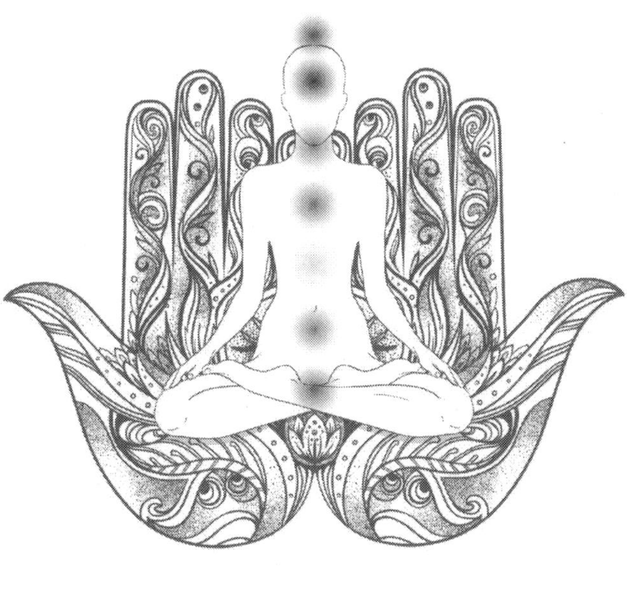

Ludi C.R.

ISBN: 9798612805441

Les chakras pour les débutants :

Prenez vos chakras en mains
&
Prenez le contrôle de votre vie

Avertissement

Ce livre donne des pistes d'investigation et de cheminement quant à nos comportements, pensées, émotions... Il ne peut en aucun cas se substituer à une consultation auprès d'un médecin ou d'un professionnel de santé.

L'information diffusée dans ce livre ne remplace en aucun cas la médecine traditionnelle ou celle reconnue par les instances gouvernementales du pays concerné.

Cet ouvrage, par son approche holistique, ne constitue qu'un complément à la médecine du pays concerné, et je vous invite à consulter un professionnel de santé en cas de doute ou souci de santé.

Veuillez noter que les informations contenues dans ce livre sont uniquement destinées à des fins éducatives et de divertissement.

L'auteur a fait tous les efforts nécessaires pour présenter des informations exactes, à jour et fiables.

Le lecteur reconnaît que l'auteur ne s'engage pas à fournir des conseils médicaux ou professionnels.

En lisant ce document, le lecteur accepte qu'en aucun cas l'auteur ne soit responsable des pertes, directes ou indirectes, qui sont encourues suite à l'utilisation des informations contenues dans ce document, y compris, mais sans s'y limiter, les erreurs, omissions ou inexactitudes.

DEDICACE

Je tiens à dédicacer ce livre à mes filles R. et C.

Ce sont elles qui m'ont donné l'envie d'explorer une autre version de moi-même, de donner un sens et une autre direction à ma vie, de découvrir qui je suis et devenir une meilleure personne.

Même si le chemin à parcourir reste encore long, je me suis engagée sur cette voie, pour découvrir et devenir qui je SUIS...

Et même si la tâche peut paraître ardue, je sais que je continuerai car, aujourd'hui, cette démarche m'anime...

J'ignore dans quelle direction mon cheminement me mènera … mais j'avance (sereinement et gaiement) sur mon chemin.

Maman

SOMMAIRE

Remerciements

Chère lectrice, cher lecteur,

J'espère que cet ouvrage saura répondre à vos attentes et que vous y trouverez des informations simples, claires et compréhensibles sur ce que sont les chakras.

J'espère que cet ouvrage vous permettra d'accéder à une meilleure connaissance et conscience de vous-même, et vous permettra de cheminer dans la connaissance de l'énergie de vos chakras, l'équilibre et l'harmonisation de ces derniers, en vue d'amener sérénité et abondance dans les différents domaines de votre vie.

Je vous souhaite une bonne lecture et une magnifique aventure.

Un grand merci de tout mon cœur d'avoir choisi de lire ce livre…

Introduction

Introduction

Dans ce livre, nous allons aborder les sept principaux chakras, considérés comme étant les centres d'énergie centraux du corps.

Vous apprendrez ce que sont les chakras et comment ils influencent votre vie.

Vous découvrirez les 7 chakras principaux et leurs propriétés.

Vous apprendrez également comment identifier les signes de blocage des chakras, ainsi que l'importance de l'équilibre des chakras, les moyens de les ré-aligner et de les équilibrer.

Connaître les spécificités de ces chakras et comprendre les différentes méthodes pour les harmoniser s'ils sont déséquilibrés s'avérera très certainement utile pour vous aider à prendre le contrôle de votre vie.

Les affirmations positives et la méditation sont l'une des principales méthodes pour maintenir l'équilibre de vos chakras.

Ainsi, pour chaque chakra, vous découvrirez des affirmations positives, ainsi qu'un mantra spécifique et une méditation dédiée.

La méditation est l'une des méthodes clés pour maintenir vos chakras en équilibre.

Nous sommes tous conscients de la puissance de l'art de la méditation.

La méditation est l'une des techniques les plus anciennes pour guérir l'esprit et l'âme et aligner vos chakras pour vous aider à profiter pleinement de la véritable essence de la vie.

C'est la raison pour laquelle vous trouverez également dans ce livre une séquence complète de méditation sur les 7 chakras.

Alors, êtes-vous prêt(e) à apprendre les spécificités des chakras, la façon dont ils influencent votre vie et les raisons de leur blocage ?

Êtes-vous prêt(e) à apprendre le véritable art de débloquer vos chakras et de trouver les bonnes façons d'aligner l'esprit, le corps et l'âme ?

Soyez patient lorsque vous travaillerez sur ces leçons et assurez-vous de croire en leur bénéfice.

Si vous ne croyez pas suffisamment au bénéfice de ces méthodes (méditation, affirmations positives…), cela rendra leur impact peu bénéfique et annihilera les bienfaits que ces méthodes pourraient vous apporter.

Alors, prenez une grande respiration, essayez de vous débarrasser de toute négativité, puis suivez les indications données dans cet ouvrage.

Une fois que vous aurez pris confiance dans l'immense pouvoir de la méditation, la suite de votre vie prendra très certainement une tournure positive.

Commençons donc l'aventure et découvrons ce que sont les chakras et les moyens de les équilibrer...

Introduction aux chakras

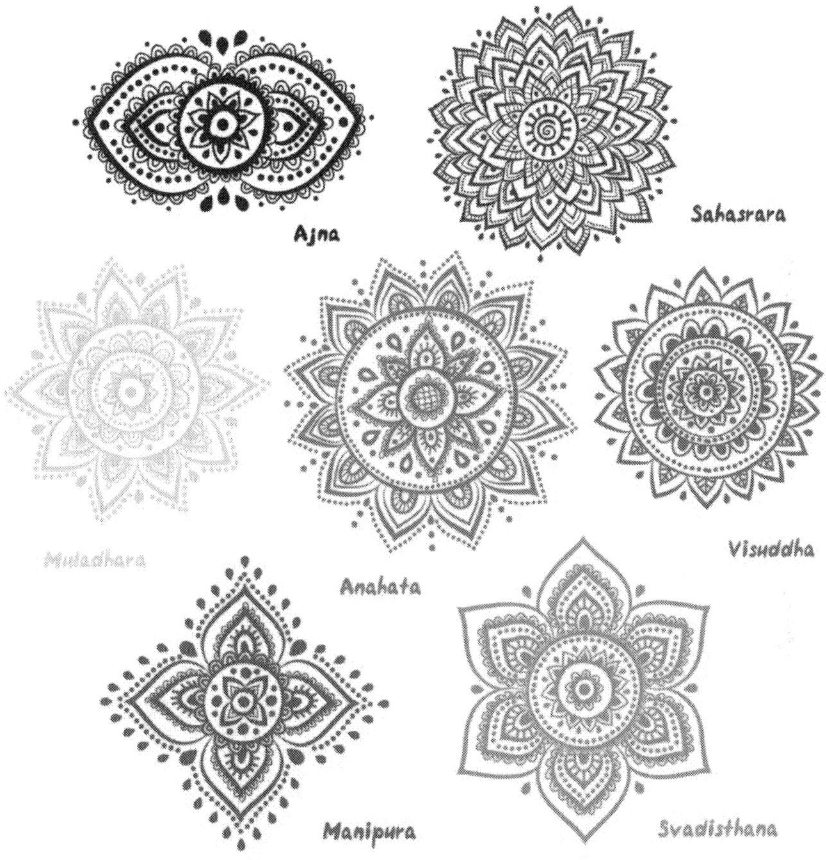

Introduction aux chakras

Les chakras sont des tourbillons d'énergie.

Le mot chakra vient de l'ancienne langue indienne le « sanscrit » et signifie « roue de lumière ».

Il existe plusieurs dizaines de chakra.

Nous parlerons ici uniquement des 7 chakras principaux qui sont situés sur notre corps, le long de la colonne vertébrale.

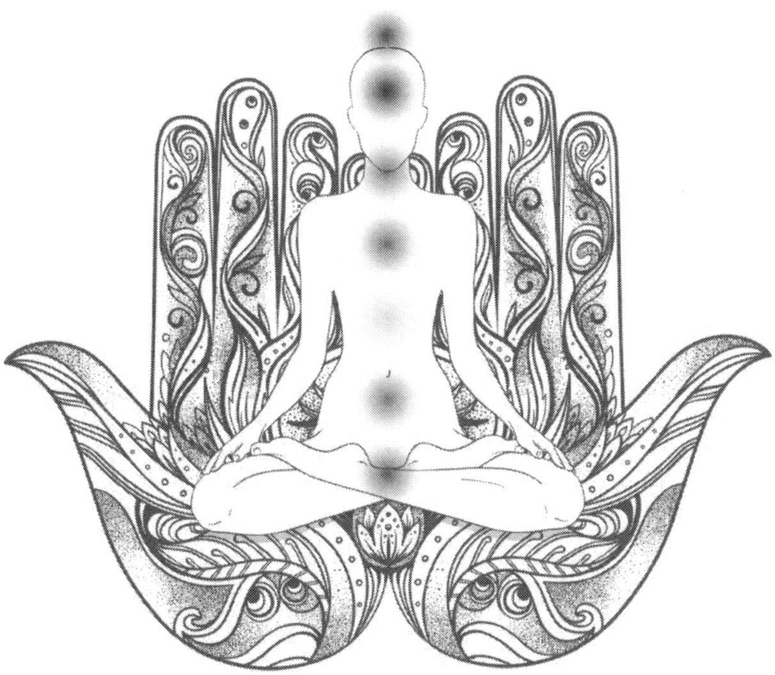

Ces sept chakras principaux fonctionnent comme des centres d'énergie clés.

Les "chakras" sont les roues qui sont responsables du flux d'énergie.

Si l'un des chakras n'est pas équilibré, vous pouvez avoir l'impression que l'énergie est bloquée, ce qui a forcément un impact négatif sur votre vie.

Les chakras reçoivent et distribuent dans le corps les énergies du ciel et de la terre.

Nos chakras sont tous dépendants les uns des autres.

Si un chakra est faible, les autres chakras essaieront de compenser; mais c'est ce qui pourra les affaiblir à leur tour.

Vous pouvez ainsi imaginer un système de rouage, de roues dentées imbriquées les unes dans les autres.
Si l'une d'entre elles coince un peu, c'est tout le système qui s'en trouve impacté.

Le rôle de ces chakras/roues est de véhiculer l'énergie et de la faire circuler dans tout notre corps.

Les anciens textes en sanskrit disent que la force de la vie tourne toujours à l'intérieur de notre corps.

Cette énergie tournante a 7 points centraux dans le corps humain.

Ils partent de la base de la colonne vertébrale et remontent ensuite jusqu'au sommet de la tête. Ces points sont les chakras.

Les 7 principaux chakras sont les suivants :

- Le chakra racine
- Le chakra sacré
- Le chakra du plexus solaire
- Le chakra du coeur
- Le chakra de la gorge
- Le chakra du 3ème oeil
- Le chakra coronal

Les trois premiers chakras sont liés à la Terre, à la matière, tandis que les trois derniers sont liés au ciel, c'est-à-dire à l'esprit et à la conscience ; le chakra du cœur servant de pont et faisant le lien entre les chakras inférieurs et supérieurs.

Saviez-vous que chaque chakra est associé à un élément, une couleur et une note de musique ?...

Nous allons donc maintenant nous concentrer sur chacun d'entre eux individuellement et voir les propriétés de chaque chakra, la façon dont chaque chakra a un impact sur notre vie et les raisons de leur blocage.

Nous allons également voir comment les maintenir équilibrés et alignés.

Le 1er chakra : Le Chakra racine

Le 1er chakra : Le Chakra racine

Propriétés de ce chakra

Le 1er chakra s'appelle le chakra racine.

On a vu au début de ce livre que le mot chakra est un mot en langue indienne ancienne appelée le sanscrit.

En sanscrit, le chakra racine s'appelle Muladhara.

Chaque chakra est également associé à une note de musique.
Celle du chakra racine est le Do.

Le chakra racine est lié à la terre.

Le chakra racine est représenté par la couleur rouge.

Ce chakra, comme son nom l'indique, pose les véritables fondations dans le corps. Il est situé à la base même de la colonne vertébrale et nous permet de nous sentir ancrés.

Ce chakra se développe de 1 à 7 ans.
C'est pourquoi les années de l'enfance sont si cruciales pour établir les bases de notre être.

Le chakra racine conduit l'énergie vers le bas du corps (les hanches, les jambes et les pieds) et nous permet de nous ancrer à la Terre.

C'est comme si nous avions des racines sous nos pieds, qui nous permettent d'être bien enracinés.

C'est la raison pour laquelle le 1er chakra est appelé chakra racine.

Ce chakra est également connu pour sa contribution en tant que source d'énergie pour les autres chakras, ce qui en fait un élément essentiel.

Si le chakra est équilibré

Lorsque ce chakra est ouvert et aligné, nous nous sentons en confiance, ancrés et capables de relever les défis, car nous faisons preuve de positivité et d'optimisme.

Si notre chakra est équilibré, nous sommes bien ancrés à la terre.
Nous sommes indépendants et responsables.

Le chakra racine rapporte à la sécurité.
Quand nous nous sentons en sécurité, nous avançons sereins et sommes bien ancrés.

Quand ce chakra est bien équilibré, il nous aide à nous enraciner dans la terre ; à nous ancrer dans la matière, la réalité matérielle de ce monde

Plus notre réalité intérieure est stable, plus nous sommes ancrés dans la terre et donc dans la vie matérielle, plus nous sommes souples et savons nous adapter au changement.

Ce chakra recherche ce qui constitue notre survie : un toit pour habiter, de quoi boire et manger, et de quoi se chauffer.

Le chakra racine va encourager la stabilité et la sécurité.

Si le chakra est déséquilibré

Cependant, si le chakra racine est déséquilibré, il est probable que nous nous sentirons en insécurité et que nous aurons le sentiment d'être menacés ou que nous nous sentirons agités, en colère parce que le fondement même de notre être est ébranlé.

Si notre chakra est déséquilibré, nous manquons d'énergie et de force de vie.

- Ainsi, lorsque ce chakra est en excès ; nous manifestons de l'agressivité, de la colère, de la violence, de la jalousie.

- Quand il est sous-actif, nous manifestons des peurs et des inquiétudes envers la vie.

Quand nous ressentons de l'insécurité, nous avons peur pour notre existence, notre vie et nous perdons de l'énergie.

Il est donc important de se sentir en sécurité au plus profond de soi, pour que le chakra racine reste actif en période de doute et permette de maintenir son équilibre.

C'est la peur de l'insécurité qui bloque le chakra racine.

Je laisse donc mes peurs s'écouler.

Verbe pour résumer le chakra

Et si on devait résumer le chakra racine en un mot ; ce serait le verbe « **survivre** ».

Je survis, je vis, je suis.

Affirmations positives

Vous pouvez aussi répéter tous les jours des affirmations positives, comme par exemple « j'aime la vie ».

En les répétant tous les jours et en y croyant vraiment, elles deviendront votre réalité.

Mantra

Le mantra de ce chakra est que « Je grandis à partir d'une fondation stable ».

Maintenant que vous connaissez les informations de base de ce chakra, nous allons nous concentrer sur la façon de l'aligner, ainsi que sur les techniques de méditation permettant de le faire.

Méditation pour équilibrer le chakra

Comme ce chakra est lié à la couleur rouge, vous pouvez inclure cette couleur dans votre méditation de base pour apporter le changement bénéfique attendu.

- Asseyez-vous sur un coussin, le dos droit, dans une pièce propre et aérée.

- Maintenant, imaginez une lumière rouge vif à la base même de votre coccyx.

- Lorsque vous la visualisez, assurez-vous de dépouiller votre esprit de toute autre image, pensée ou idée.

- Maintenant, sentez la lumière s'étendre jusqu'au bout de vos jambes et de vos pieds. Vous sentirez que la lumière vous tire vers la terre et vous enracine dans le sol.

- Veillez à respirer profondément lorsque vous méditez et visualisez ; cette respiration vous aidera à aligner le chakra racine.

La posture de yoga

Tout en utilisant la technique de visualisation de la lumière rouge au niveau de votre chakra racine, vous pouvez également ajouter une posture de yoga pour maximiser les bienfaits de votre méditation.

Nous allons ainsi adopter la posture de l'arbre.

- Tenez-vous debout sur votre tapis de yoga.

- Pliez votre jambe droite et posez votre pied droit au niveau de votre genou gauche. Les hanches doivent pointer vers l'avant et les orteils doivent être rentrés.

- Respirez profondément et imaginez que vous êtres un arbre. Cela vous aidera à vous sentir ancré(e) et à vous connecter à l'élément naturel qu'est la terre.

- Inversez ensuite les jambes et répétez la posture.

Cette posture vous aidera à aligner le chakra racine et à vous sentir à nouveau confiant, calme et enraciné.

Le 2nd chakra : Le Chakra sacré

Le 2nd chakra : Le Chakra sacré

Propriétés de ce chakra

Le 2ème chakra s'appelle le chakra sacré.
Il est appelé Svadhisthana en sanscrit.

Idéalement, ce chakra est représenté par un croissant de lune au centre d'une fleur à six pétales.

Sa couleur est le orange.

Si le chakra racine est lié à la terre, le chakra sacré est quant à lui lié à l'eau.

Sa note de musique est le Ré.

Ce chakra se développe de 7 à 14 ans.

Le chacra sacré concerne notre **bien-être** et notre **santé physique**.

Le chakra sacré est situé au centre du bas-ventre ou même près des organes génitaux.

Il contrôle le sentiment de bien-être, le plaisir et la sexualité.

Il est également connu pour jouer un rôle quant à notre créativité.

C'est le chakra du plaisir (faire ce que l'on aime et y prendre plaisir).

Si le chakra est équilibré

Pour que ce chakra soit équilibré, il est important de prendre soin de son corps en mangeant sainement, en faisant du sport…

Il est également important de se faire plaisir (activités créatives, cuisine...) et de se reposer.

Les petits plaisirs de la vie vous aideront à maintenir votre chakra sacré équilibré, tout comme une alimentation saine et équilibrée, de l'exercice physique, des moments de détente...

Ainsi, vous pourrez continuer d'alimenter l'énergie de votre chakra sacré qui diminuera lorsque vous serez en période de stress important.

Acceptez vos actes passés et pardonnez-vous.
Soyez bienveillant avec vous-même, ne vous faites pas de reproches.

Le chakra sacré est lié au plaisir, au bien-être, à la joie s'il est équilibré.

Si le chakra est déséquilibré

A l'inverse, le chakra sacré est lié au mal-être s'il est déséquilibré.

Si notre chakra sacré est déséquilibré ; nous sommes insatisfaits, nous ne savons pas ce qui nous fait plaisir.
Nous nous sentons malheureux.

C'est la culpabilité qui bloque le chakra sacré.

Lorsque nous n'osons pas exprimer nos émotions et que nous les refoulons, elles s'accumulent dans notre corps et vont bloquer la circulation de l'énergie et l'empêcher de s'épanouir et se diffuser pleinement.

Verbe pour résumer le chakra

Si on devait résumer le chakra sacré en un mot ; ce serait le verbe « **ressentir** ».

Affirmations positives

Vous pouvez répéter tous les jours des affirmations positives, comme par exemple : « j'aime mon corps et j'en prends soin ».

Mantra

Le mantra dominant de ce chakra est que « Je m'honore moi-même et j'honore également toujours les autres ».

Le chakra sacré met donc l'accent sur le besoin d'amour pour soi et a également beaucoup à voir avec la façon dont vous laissez vos émotions se nourrir et s'exprimer.

Méditation pour équilibrer le chakra

Si votre chakra sacré semble être en déséquilibre, vous pouvez toujours trouver refuge dans la méditation.

Voyons comment vous pouvez aligner à nouveau votre chakra sacré :

- Asseyez-vous sur un coussin, le dos droit, dans une pièce ouverte et aérée.

- Videz votre esprit et dépouillez-le de toute pensée et énergie négatives.

- Imaginez maintenant une forte lueur orange guérisseuse présente dans le bas de votre abdomen.

- Laissez cette lumière grandir et se manifester en une plus grosse boule de lumière orange et veillez à synchroniser votre respiration avec l'expansion de cette lumière.

- Sentez à présent la négativité s'infiltrer à l'extérieur de votre corps et l'énergie positive et fraîche de cette lumière orange pénétrer votre corps et votre esprit.

La posture de yoga

Vous pouvez également opter pour des postures de yoga impliquant une ouverture des hanches, en sus de la méditation.

Vous allez ainsi adopter la posture de la table.

- Installez-vous au sol de sorte à former une table, les deux mains et les genoux posés au sol.

- Prenez ensuite une grande bouffée d'air frais et faites remonter votre coccyx de sorte à viser le plafond.

- Ce faisant, cambrez la colonne vertébrale et laissez votre ventre descendre.

- Veillez à bien écarter les doigts.

- Laissez bien redescendre vos épaules de sorte à éviter toute tension.

- Levez la tête en direction du plafond et regardez aussi haut que vous le pouvez.

- Expirez lentement et répétez les mouvements plusieurs fois ; 5 fois minimum.

- Vous pouvez visualiser la boule de lumière orange et réguler votre respiration pendant que vous effectuez cette posture de sorte à obtenir de meilleurs bénéfices.

Le 3ème chakra : Le Chakra du plexus solaire

Le 3ème chakra : Le chakra du plexus solaire

Propriétés de ce chakra

Le 3ème chakra s'appelle le chakra du plexus solaire.

Le chakra du plexus solaire est également appelé Manipura en sanscrit.

Sa couleur est le jaune.

Sa note de musique est le Mi.

Ce chakra se développe de 14 à 21 ans.

Ce chakra est présent dans la partie supérieure de l'abdomen, près de l'estomac, dans le creux entre les côtes.

Il est responsable du niveau de confiance en soi et de l'estime de soi.

L'élément dominant ce chakra est le feu.

Ce chakra a beaucoup trait à la façon dont nous gérons les différents aspects de notre vie.

Il est le siège de notre volonté.

Il concerne notre **personnalité** et **notre capacité à rayonner** qui nous sommes.

Vous pouvez imaginer un gros soleil qui brille en vous.

Ce chakra vous invite à **prendre conscience de votre valeur**.

Il révèle votre pouvoir personnel, votre capacité à choisir.

Le 3ème chakra est associé à la confiance en soi, au pouvoir personnel et à la liberté de choix.

Au cours de l'adolescence, nous apprenons à respecter qui nous sommes et à affirmer notre personnalité.

Si le chakra est équilibré

Si notre chakra est équilibré, nous avons confiance (en nous, en la vie).
Nous parvenons à exprimer qui nous sommes.
Nous sommes créatifs.
Nous sommes courageux.

Lorsque ce chakra est équilibré, nous affirmons sainement notre pouvoir d'être nous-mêmes sans être dans l'excès.

Lorsque ce chakra est équilibré, nous affirmons notre être, suscitons le respect dans le comportement d'autrui à notre égard et faisons des choix appropriés pour nous-mêmes.

Nous avons confiance.

Nous activons le feu de notre chakra, notre feu intérieur et constituons alors d'importantes réserves d'énergie.

Si le chakra est déséquilibré

A l'inverse, si ce chakra est déséquilibré, nous faisons preuve soit d'un comportement soumis, soit d'un pouvoir dominant.

Lorsque ce chakra est bloqué, nous sommes susceptibles de nous sentir en insécurité, anxieux, et découragé.

Lorsque ce chakra est déséquilibré, alors soit nous cherchons à dominer les autres, soit nous sommes soumis :

- Lorsque ce chakra est excessif, nous cherchons à dominer les autres.

- Lorsque ce chakra est sous actif, nous adoptons un comportement de soumission ; nous sommes soumis et recherchons la reconnaissance et l'approbation de l'autre. Nous plions et nous soumettons devant l'autre.

C'est la honte qui bloque le chakra du plexus solaire.

Verbe pour résumer le chakra

Le verbe associé au chakra du plexus solaire est le verbe « **Rayonne**r ».

Affirmations positives

Vous pouvez répéter – avec conviction et quotidiennement - des affirmations positives telles que « **Je rayonne de tout mon être** ».

Ne reniez pas cette partie de vous-mêmes.

Mantra

Le mantra dominant est : « L'amour de soi commence quand j'accepte toutes les parties de moi-même ».

Il est important de vous valoriser, car c'est seulement à ce moment-là que les autres valoriseront qui vous êtes et c'est aussi une condition préalable pour que vous puissiez également partager votre amour pour les autres.

Méditation pour équilibrer le chakra

Comme l'élément dominant est le feu et que la couleur dominante est le jaune, vous pouvez vous réveiller tôt le matin et sortir dans le parc pour vous imprégner de la vibration du soleil.
Vous pouvez également le faire à tout moment (idéalement, ensoleillé) de la journée.

Assurez-vous de respirer pleinement.

Vous pouvez également chanter un mantra relaxant comme "Ohm" ou tout autre chant ou mantra qui vous donne une énergie positive.

Lorsque vous inhalez, essayez de vous imprégnez d'une lumière jaune et de la chaleur du soleil.

Expirez lentement et laissez la négativité et le déséquilibre énergétique se dissiper également.

Visualisation

- Vous pouvez aussi visualiser comme une lumière de feu au centre de votre corps.

- Maintenant, laissez tout le stress et l'inquiétude qui vous assaillent entrer dans cette lumière de feu et visualisez-les en train de brûler.

- Une fois que ces énergies négatives auront complètement brûlé, vous vous sentirez probablement plus léger et vos vibrations pourront s'élever à nouveau.

- Expirez profondément.

Vous vous sentirez probablement mieux à l'issue de cette séance de visualisation, ayant laissé se dissoudre vos anxiétés, inquiétudes et stress divers.

La respiration du feu

C'est l'un des exercices de méditation respiratoire les plus appréciés pour équilibrer ce chakra.

- Gardez les jambes serrées, asseyez-vous le dos bien droit, puis pratiquez une respiration rapide et continue par les narines.

- Assurez-vous que les cycles d'inspiration et d'expiration soient de même durée et qu'il n'y a pas de pause entre eux.

Plus la respiration est rapide, meilleurs sont les résultats.

Cependant, veillez à ne pas hyperventiler.

Le 4ème chakra : Le chakra du coeur

Le 4ème chakra : Le chakra du coeur

Propriétés de ce chakra

Le 4ème chakra est le chakra du cœur.

Il s'appelle Anahata en sanscrit.

Sa couleur est le vert.

Sa note de musique est le Fa.

Il est régi par l'élément air et le chakra a tendance à se développer entre 21 et 28 ans.

Ce chakra agit comme un pont entre les chakras inférieurs et supérieurs.

Il est placé au centre de la poitrine, juste au-dessus du cœur.

Il a le pouvoir d'influencer notre capacité à donner et à recevoir de l'amour. Il régule donc l'amour, la paix intérieure et la joie que nous ressentons.

Le chakra du cœur est le **siège de l'amour**.

Il fait référence à l'amour : **l'amour de soi et l'amour envers les autres**.

L'amour est une énergie qui circule tout autour de nous.

Le chakra du coeur évoque **la paix, la joie, l'amour**.

J'aime et accepte d'être aimé.

Si le chakra est équilibré

Quand nous voyons la vie belle et positive, nous permettons à notre chakra du coeur d'être dans l'amour et la joie.

Pour que votre chakra du cœur soit équilibré, il est important que vous passiez des moments de bonheur, de joie, de détente, que vous fassiez des activités qui vous apportent du plaisir, que vous vous promeniez dans la nature, que vous passiez des moments agréables avec les gens que vous aimez...

Si notre chakra est équilibré, nous sommes généreux et aimants.

Nous partageons.

Nous aimons aider les autres et nous rendre utiles.

Si le chakra est déséquilibré

Si notre chakra est déséquilibré, nous ne savons pas aimer.
Nous aimons à condition que …

Nous ne partageons pas avec les autres et n'aimons pas les aider.

Nous mettons une carapace autour de notre coeur pour ne plus souffrir si nous avons été blessés.

Si votre chakra du cœur est déséquilibré, laissez votre douleur s'en aller.

Aimez-vous et aimez les autres.

C'est le chagrin qui bloque le chakra du cœur.

Verbe pour résumer le chakra

Le verbe qui est associé au chakra du cœur est le verbe « **Aimer** ».

Affirmations positives

Vous pouvez répéter chaque jour une affirmation positive telle que « **Je suis amour. J'aime et je suis aimé** ».

Comme toujours, vous penserez à répéter ces affirmations en y mettant du sentiment, de l'émotion, en les ressentant dans votre corps et dans votre cœur.

Mantra

Le mantra dominant est « Quand je m'aime, aimer les autres est beaucoup plus facile ».

Méditation pour équilibrer le chakra

L'une des façons les plus courantes et plus simples pour aligner ce chakra est d'opter pour la méditation.

- Asseyez-vous le dos droit dans une pièce propre et aérée et fermez les yeux.

- Maintenant, imaginez que vous êtes assis en face de vous et ressentez un sentiment d'amour.

- Essayez de vous entourer d'autant d'images vertes que possible. Vous pourriez être habillé de vêtements verts, il pourrait y avoir des arbres autour de vous, les murs pourraient être peints en vert…

- Maintenant, prenez une grande inspiration et répétez le mantra pour ce chakra.

- Lorsque vous avez terminé, expirez lentement.

- Maintenant, visualisez un proche assis devant vous et répétez la même démarche.

De cette façon, non seulement vous canalisez l'amour de vous-même, mais vous donnez aussi de l'amour aux autres en alignant ce chakra.

La posture de yoga

Il existe également une posture de yoga spécifique pour aligner ce chakra.

Nous adopterons ainsi une variante de la posture du cobra.

- Allongez-vous à plat ventre, menton contre le sol.

- Maintenant, tenez vos mains derrière le bas de votre dos.

- Prenez une grande respiration et soulevez votre tête ainsi que les épaules et le sternum, cela vous permettra également de courber votre gorge.

- Essayez également de lever les pieds du sol et de vous entourer d'une boule de lumière verte imaginaire.

- Maintenant, prenez deux grandes respirations tout en gardant la posture. Expirez complètement et lentement.

- Répétez cette posture trois fois.

Vous vous sentirez ensuite probablement beaucoup mieux.

Le 5ème chakra : Le chakra de la gorge

Le 5ème chakra : Le chakra de la gorge

Propriétés de ce chakra

Le 5ème chakra s'appelle le chakra de la gorge.
Il est appelé Vishuddha en sanscrit.

Sa couleur est le bleu ciel.

Sa note de musique est le Sol.

Ce chakra se développe lui aussi entre 28 et 35 ans.

Ce chakra est responsable de la communication, de la vérité et même de l'expression de soi.

Il est connu pour donner une voix au chakra du cœur et est essentiel pour vous aider à bien vous exprimer et à communiquer.

Comme son nom l'indique, il est situé dans la région de la gorge.

Comme ce chakra a trait à la communication, il est associé au son/à la musique.

Il est le siège de la vérité.

Si le chakra est équilibré

Pour développer ce chakra, nous pouvons **chanter, rire, dire** que l'on est heureux (ou pas) … **nous exprimer**.

Si notre chakra est équilibré, cela signifie que nous disons ce que nous pensons.

Nous exprimons nos pensées, nos émotions.

Les situations ne restent pas coincées « en travers de la gorge ».

Si nous disons la vérité, nous permettons à notre chakra de la gorge de se développer.

Il est important d'apprendre à dire ce que l'on pense et ce que l'on ressent, en faisant toutefois attention au choix des mots que l'on emploie pour ne pas blesser l'autre.

Si le chakra est déséquilibré

Si notre chakra est déséquilibré, cela signifie que nous n'osons pas parler et nous exprimer.

Nous gardons tout à l'intérieur de nous.

Lorsque nous n'exprimons pas notre tristesse, notre colère, notre souffrance, notre peur... alors notre chakra de la gorge peut s'en trouver déséquilibré.

De même, si nous disons du mal des autres, ou si nous consommons des produits non sains (alcool, tabac...) alors notre chakra de la gorge pourra s'en trouver affecté.

Si nous mentons, notre chakra de la gorge aura tendance à se fermer également.

Notre chakra de la gorge peut être bloqué par les mensonges que l'on se fait à soi-même, par ce que l'on n'ose pas dire et exprimer, mais également par les mensonges que l'on dit aux autres.

Verbe pour résumer le chakra

Le verbe qui est associé au chakra de la gorge est le verbe « **Communiquer** ».

Affirmations positives

Vous pouvez dire chaque jour l'affirmation suivante : « **Je communique avec les autres, je leur parle, dis ma vérité, et les écoute** ».

Mantra

Le mantra est « Je dis toujours la vérité ».

Méditation pour équilibrer le chakra

La respiration du lion est l'une des respirations enseignées en yoga les plus courantes pour aligner ce chakra.

- Asseyez-vous sur vos talons et gardez vos mains sur vos cuisses.

- Maintenant, ouvrez les genoux en grand et commencez à inspirer avec le nez.

- Lorsque vous inspirez, veillez à lever lentement vos mains en l'air.

- Vous pouvez également visualiser un rayon lumineux de couleur bleu ciel dans la région de votre gorge, car c'est la couleur dominante de ce chakra, et cette visualisation pourra également vous aider à aligner ce chakra.

- Vous pouvez visualiser ce rayon lumineux nettoyer les impuretés situées au niveau de votre chakra de la gorge.

- Maintenant, expirez vers le bas en poussant vos mains vers le bas.

- Vous devez également tirer la langue et ouvrir grand les yeux. Vous pouvez aussi créer un son avec votre gorge.

- Répétez cette opération trois fois.

Vous pouvez également chanter un mantra de votre choix. Veillez à utiliser pleinement votre gorge afin d'éliminer tout déséquilibre éventuel.

Le 6ème chakra : Le chakra du 3ème oeil

Le 3ème chakra : Le chakra du 3ème oeil

Propriétés de ce chakra

Le 6ème chakra – le chakra frontal - s'appelle le chakra du 3ème oeil.

Il est appelé Ajna en sanscrit.

Sa couleur est le bleu nuit.

Sa note de musique est le La.

Ajna est associé à la lumière.

Ce chakra se développe de 35 à 42 ans.

Le 6ème chakra est situé entre les 2 sourcils.

Il est lié à l'intuition, à la sagesse et à l'imagination d'un individu.

Il peut être considéré comme le véritable œil de l'âme.

Le chakra du 3ème œil est le **siège de l'intériorité**.

Nous vivons dans l'illusion de la séparation, de la dualité, alors que nous sommes UN et sommes tous liés.

Pourtant, nous vivons comme si nous étions séparés.

Ajna concerne notre façon de voir la vie.

Si le chakra est équilibré

Si nous voyons la **"vie en rose", nous renforcons Ajna**.

Si notre chakra est équilibré, nous essayons d'être SAGE (sagesse), nous nous adaptons aux situations et aux évènements de la vie.

Pour développer Ajna, vous pouvez essayer de voir le positif en toute chose ou situation.

Si le chakra est déséquilibré

A la différence, si nous voyons uniquement le côté négatif des choses, Ajna faiblira.

Si notre chakra est déséquilibré, nous pouvons manquer d'humour et être trop attachés aux faits.

Nous pouvons également manquer d'ouverture d'esprit.

Nous avons le droit d'éprouver nos sentiments, même s'ils ne paraissent pas bien.

Il faut alors choisir les bons mots pour dire ce que l'on ressent sans blesser l'autre.

Nos pensées sont comme des aimants ; les pensées positives attirent des situations positives, à l'inverse, les pensées négatives attirent des situations négatives.

Essayez donc d'avoir confiance, de penser positivement, et de rassurer vos craintes et vos peurs.

Le chakra du 3ème œil est bloqué par l'illusion.

Verbe pour résumer le chakra

Le verbe associé au chakra du 3ème œil est le verbe « **Voir** ».

Affirmations positives

Vous pouvez affirmer par exemple : « **Je vois le meilleur en moi, en les autres, et en chaque situation** ».

Après, l'idée n'est pas non plus de vous laisser faire si on cherche à vous malmener…

Il convient aussi de savoir respecter vos limites et de mettre des limites à ce qui n'est pas acceptable.

Mantra

Le mantra de ce chakra est « Je suis prêt à explorer même ce qui n'est pas perceptible autrement ».

Cela laisse entendre que ce chakra a beaucoup à voir avec la capacité d'imagination et le pouvoir de percevoir les choses et de développer une perception profonde.

Méditation pour équilibrer le chakra

Comme ce chakra a beaucoup à voir avec votre capacité psychique, l'un des meilleurs exercices de respiration méditative est la posture de la bougie (Trataka).

- Asseyez-vous confortablement sur un tapis de yoga et placez une bougie devant vous.

- Veillez à la placer à une distance telle que vous puissiez regarder la flamme sans avoir à vous accroupir.

- Maintenant, continuez à la regarder aussi intensément que possible jusqu'à ce que vous sentiez que vos yeux sont un peu larmoyants.

- Fermez ensuite lentement vos paupières et concentrez-vous sur la lueur résiduelle que vous pouvez encore percevoir.

- Si vous avez bien adopté la posture, vous devriez pouvoir voir une petite lumière violacée traversant l'obscurité de vos paupières.

- Expirez lentement et ouvrez à nouveau les yeux.

- Répétez cette opération deux ou trois fois.

Technique de respiration

Vous pouvez également utiliser la technique de respiration alternée par les narines (technique pranayama).

Cette technique permet d'équilibrer les côtés gauche et droit du cerveau, et donc d'aligner le troisième œil.

- Asseyez-vous confortablement et respirez régulièrement.

- Levez maintenant la main droite et placez l'index et le majeur sur le front, près du chakra du troisième œil.

- Le pouce doit se trouver dans la narine droite et l'annulaire et l'auriculaire sur la narine gauche.

- Bouchez la narine droite avec le pouce et inspirez profondément avec la narine gauche.

- Maintenant, alternez la posture en bloquant la narine gauche et relâchez le pouce de façon à expirer par la narine droite.

- Alternez cette posture de manière répétée.

Le 7ème chakra : Le chakra coronal

Le 7ème chakra : Le chakra coronal

Propriétés de ce chakra

Le 7ème chakra s'appelle le chakra couronne ou chakra coronal.

Le chakra couronne ou coronal est également appelé Sahasrara en sanscrit.

Ce chakra est situé sur le sommet de la tête.

Sa couleur est le violet, voire le blanc.

La conscience divine est l'élément dominant de ce chakra.

Sa note de musique est le Si.

Ce chakra se développe de 42 à 49 ans.

En raison du type de pouvoir spirituel et divin qu'il confère, ce chakra a tendance à se développer pendant la quarantaine, lorsque la sagesse s'est vraiment installée.

Il représente la capacité d'une personne à être connectée spirituellement.

La plupart des gens ne sont malheureusement pas capables d'ouvrir complètement ce chakra ; ils pourraient alors se connecter à leur déité spirituelle et acquérir la connaissance du subconscient.

Le chakra coronal est connu pour aider à atteindre la conscience supérieure.

Sahasrara est lié à l'esprit.

Le chakra couronne est le siège de l'énergie cosmique (l'énergie qui vient du cosmos, de l'univers).
Il nous relie au divin.

Nous comprenons que nous sommes un être divin et que nous sommes devenus ce que nous sommes grâce à la vie et aux difficultés, aux épreuves que nous avons rencontrées.

Nous comprenons que Dieu (ou quel que soit le nom que vous donnez à votre Déité ou à l'Univers) nous protège et nous accompagne sur notre chemin et nous nous en remettons à sa toute-puissance.

Nous nous laissons aller à l'Univers et lui faisons confiance.

Le chakra couronne invite à **voir avec l'amour du cœur et l'intelligence de l'esprit**.

Si le chakra est équilibré

Quand notre chakra coronal est ouvert, nous comprenons que nous sommes protégés par une puissance supérieure, une puissance divine.

Si notre chakra est équilibré, nous remercions pour chaque chose que nous recevons, chaque situation qui se produit.

Nous sommes reconnaissants envers tout événement, situation qui nous arrive et vivons dans la **gratitude**.

Si le chakra est déséquilibré

Au contraire, si notre chakra est déséquilibré, nous sommes inflexibles et très égoïstes.

Ce sont les attachements terrestres qui bloquent le chakra coronal.

Pour équilibrer notre chakra coronal, nous pouvons chercher à être reconnaissant pour toute chose et chercher à vivre dans la béatitude.

Nous pouvons accepter de confier nos peines et nos soucis à une puissance universelle.

Verbe pour résumer le chakra

Le verbe associé au chakra coronal est le verbe « **Être** ».

Affirmations positives

Vous pouvez – par exemple – répéter l'affirmation suivante ; « Je fais confiance à l'univers pour me guider et me montrer la prochaine étape à suivre dans mon cheminement ».

Mantra

Le mantra de ce chakra est que « Je suis un vaisseau d'amour et de lumière et en moi, vous pouvez le trouver en abondance ».

Méditation pour équilibrer le chakra

Pour atteindre l'illumination et un sentiment de plus grande paix, vous pouvez utiliser ce puissant exercice de respiration méditative.

- Assurez-vous de vous asseoir avec le dos bien droit et les pieds fermement posés sur le sol.

- Maintenant, gardez vos mains sur les genoux et tournez les paumes des mains vers le ciel. Cette position vous aide à puiser de l'énergie positive.

- Fermez bien les yeux et inspirez par le nez.

- Expirez lentement par la bouche et répétez plusieurs fois.

- Maintenant, imaginez un lotus au sommet de votre tête.

- En continuant à inspirer et à expirer, essayez de vous représenter les pétales du lotus qui se déploient et révèlent une lumière blanche pure ; cela vous aidera à vous connecter avec le monde spirituel.

- Continuez à respirer jusqu'à ce que la lumière devienne de plus en plus brillante et que vous puissiez sentir la chaleur se répandre dans tout votre corps.

- Répétez cet exercice 5 à 10 fois, après quoi vous pourrez ouvrir les yeux et apprécier le silence.

Méditation sur les 7 chakras

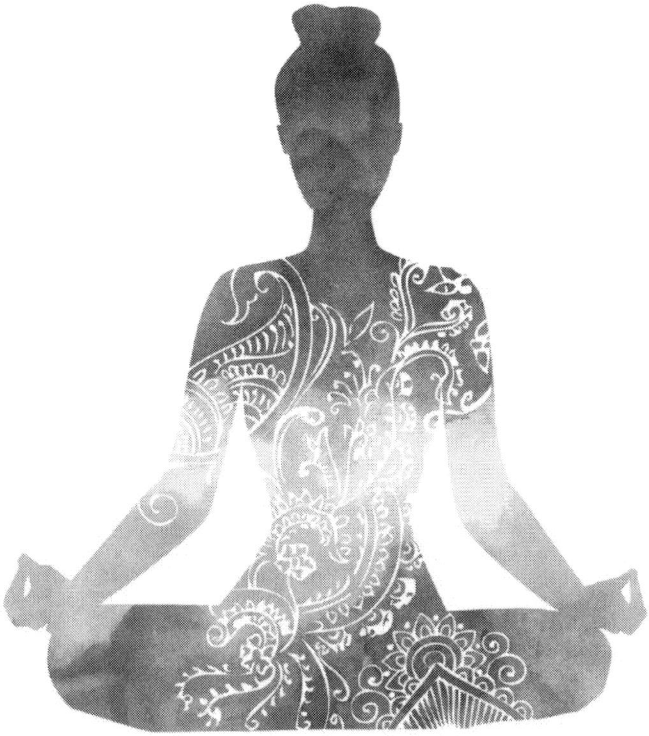

Méditation sur les 7 chakras

La méditation calme votre esprit et vous permet d'écouter ce que dit votre corps.

En faisant le vide dans votre tête, vous vous donnez aussi plus de possibilités de pouvoir entendre les messages de l'univers, des anges, des guides, de votre intuition... Mais ça, cela peut prendre du temps et beaucoup d'entraînement... Alors ne soyez pas pressé...

La méditation peut vous aider quand vous sentez que vos émotions créent un sentiment de mal-être en vous, que vous êtes triste ou que vous avez la boule au ventre...

La méditation vous aide alors à vous calmer, à laisser partir ces émotions qui vous dérangent dans votre corps et à de nouveau être bien.

Voici un petit exercice que vous pouvez pratiquer quotidiennement ou lorsque vous ressentez le besoin d'évacuer vos émotions négatives :

- Asseyez-vous sur un coussin posé au sol, les jambes croisées.

- Fermez les yeux.

- Inspirez doucement et lentement et sentez votre ventre se gonfler.

- Expirez lentement et doucement et sentez votre ventre se dégonfler.
  Faites le 3 fois.

- Puis, ressentez chaque partie de votre corps, en allant du sommet du crâne jusqu'à vos orteils en passant par vos bras et vos mains.

- Prenez le temps de descendre doucement du sommet de votre crâne jusqu'à vos orteils, et de bien ressentir toutes les parties de votre corps au fur et à mesure que votre attention descend le long de ce dernier.

Si vous ne ressentez rien, ce n'est pas grave ; vous ressentez le vide, c'est déjà très bien.

Petit à petit, vous sentirez des choses, tout doucement, avec la pratique.
Cela pourra être de la chaleur, du froid, des picotements, votre ventre qui gargouille...

Soyez simplement à l'écoute de ce qui se passe dans votre corps et de ce que vous ressentez, sans avoir d'attentes particulières.

Observez simplement...

Nous allons maintenant méditer sur chacun des 7 principaux chakras.

Vous allez pouvoir commencer par votre chakra racine.

- Imaginez un tourbillon de lumière rouge qui tournoie et rayonne autour du chakra racine. Ce tourbillon tourne dans le sens des aiguilles d'une montre et descend en direction de la terre.

- Imaginez que ce tourbillon se connecte au centre de la terre et que le cœur de la terre vous nourrit de son énergie.
  Vous vous sentez heureux et confiant, en sécurité.

Vous pouvez faire cela aussi longtemps que vous le souhaitez et en ressentez le besoin.

Ensuite, lorsque vous êtes prêt, vous pouvez passer à votre chakra sacré et

- Imaginer un tourbillon de lumière orange qui sort au niveau de votre chakra sacré et grandit à chaque inspiration.

- Il grandit et vous nourrit de sa joie et de sa créativité.

Imaginez que ce tourbillon de lumière, ainsi que tous les tourbillons des autres chakras, tournent aussi dans le sens des aiguilles d'une montre.

De la même manière, concentrez-vous et méditez sur votre chakra sacré aussi longtemps que vous en ressentez le besoin.

Ensuite, vous pourrez méditer sur le chakra du plexus solaire.

- Imaginez un tourbillon de lumière jaune qui sort de ce chakra.

- Ce tourbillon de lumière grossit à chaque inspiration. Il vous remplit de confiance en vous.

Lorsque vous vous sentez suffisamment confiant, vous pouvez alors décider de méditer sur votre chakra du cœur.

- Vous imaginez un tourbillon de lumière verte qui émane de votre chakra du cœur et grossit à chaque inspiration.

- Ce tourbillon vous remplit d'amour à mesure qu'il grossit. Vous ressentez le sentiment d'amour grandir en vous.

Les émotions de paix et de joie emplissent votre cœur.

Quand vous vous sentez rassasié de cette joie et de cet amour, vous pouvez alors choisir de méditer sur le chakra de la gorge.

- Imaginez alors un tourbillon d'énergie bleu ciel tournant dans le sens des aiguilles d'une montre et sortant de votre chakra de la gorge.

- Ce tourbillon d'énergie bleu ciel grossit à chacune de vos inspirations et vous permet de vous exprimer avec calme et sérénité.

- Vous vous sentez à l'aise pour exprimer vos pensées, vos émotions… Vous laissez exprimer votre parole.

Lorsque vous vous sentez prêt, vous pouvez alors méditer sur le chakra du 3ème œil.

De la même manière que pour les autres chakras,

- Vous imaginez un tourbillon de lumière bleu nuit sortir de votre chakra du 3ème œil et grandir à chacune de vos inspirations.

Ce tourbillon vous permet de voir le côté positif de la vie.

Lorsque vous vous sentez positif envers la vie, alors vous pouvez méditer sur le chakra coronal et imaginer un tourbillon de couleur violet grandir à chacune de vos inspirations et vous connecter à l'immensité de l'univers.

Lorsque vous vous sentez empli de gratitude et de reconnaissance envers la vie, que vous avez confiance dans le chemin qui vous attend, alors vous pouvez choisir de terminer votre séance de méditation.

Nous avons vu lors de la présentation des chakras des affirmations positives et mantras que vous pouvez répéter.

Vous pouvez aussi les répéter lors de votre méditation.

Aussi, si vous le souhaitez, vous pouvez choisir de méditer sur un seul chakra, et pas forcément méditer de manière systématique sur les 7 chakras.

C'est vous qui verrez en fonction de vos besoins, de vos émotions, peut-être aussi du temps dont vous disposez…

Affirmations positives sur les chakras

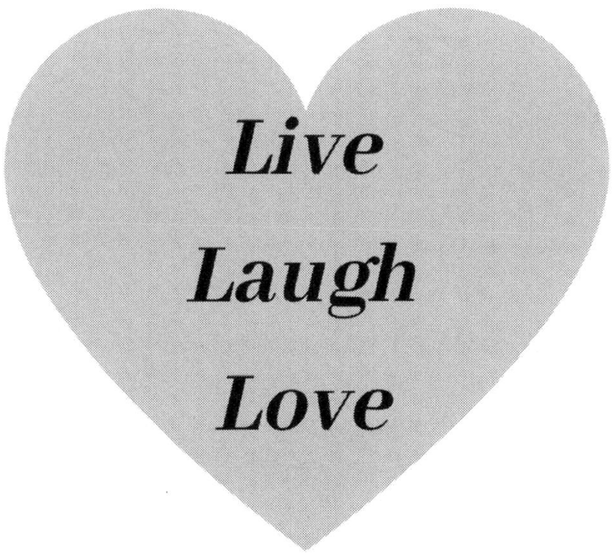

Affirmations positives pour les chakras

Tous les jours, vous pouvez aussi réciter des affirmations pour équilibrer vos chakras.

Voici quelques exemples, mais vous pouvez écrire aussi vos propres phrases.

Je m'aime
J'aime les autres et j'aime être aimé(e)
Je dis ce que je pense et ressens, sans blesser l'autre
Je suis en harmonie avec qui je suis
J'aime me faire plaisir
J'écoute ce que mon corps me dit
J'aime me balader et marcher dans la nature
Je me sens bien, calme, heureux(se)
J'apprécie ces petits moments de …. (plaisir, détente, jeu, balade, repas en famille....)
J'aime partager
...

Comme vous l'avez déjà bien compris, il est très important de ressentir la phrase que vous prononcez avec émotion.

Si vous vous contentez de la formuler avec le mental, il est peu probable qu'elle vous apporte tous les bénéfices que vous en attendez.

Ne sélectionnez pas trop de phrases ; cela n'est pas la peine.

Une phrase, bien formulée et bien exprimée, pourra avoir un énorme impact bénéfique.

Merci....

Je vous remercie d'avoir choisi ce livre.

Ce livre se veut une introduction aux chakras.

Et bien qu'il ne soit qu'une introduction aux énergies des chakras, j'espère que vous avez trouvé ce livre intéressant.

J'espère que vous relirez ce livre de temps en temps, en particulier les parties qui vous ont le plus intéressé, et que vous y réfléchirez et le mettrez en pratique de temps en temps, ou mieux encore, régulièrement.

J'espère que ce livre vous aidera dans votre cheminement et qu'il vous a permis de vous intéresser encore davantage à votre développement intérieur.

Vous avez appris à aligner tous vos chakras et ainsi permettre à votre corps d'être en totale synchronisation.

Assurez-vous de suivre ces détails et vous aurez probablement un plus grand sentiment de bien-être et de paix.

Si vous lisez et appréciez ce livre, je vous serais très reconnaissante si vous preniez le temps de lui donner une note de 5 étoiles !

😃😍😉

Si vous souhaitez m'aider à améliorer mon écriture, n'hésitez pas à me contacter et à me faire part de vos commentaires en écrivant à ludi.cr@outlook.com.

Vous pouvez également me contacter si vous souhaitez être tenu informé de mes autres publications.

Je vous remercie d'avoir lu ce livre, et vous en suis très reconnaissante.

Citation pour illuminer votre vie

J'ai décidé d'être heureux parce que c'est bon pour ma santé.

Voltaire

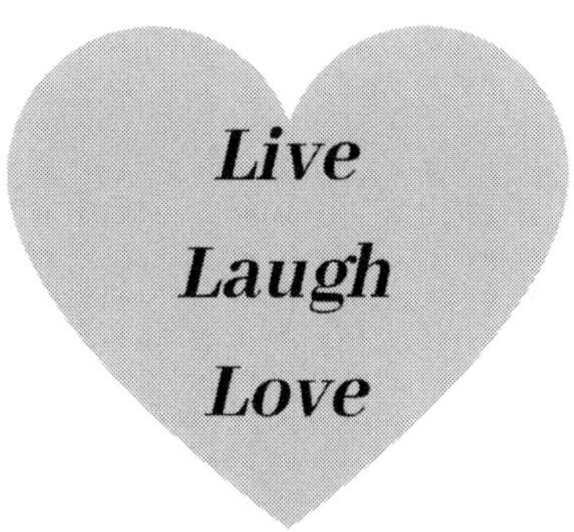

A propos de l’auteur

Je tiens à dédicacer ce livre à mes filles R. et C.

Ce sont elles qui m'ont donné l'envie d'explorer une autre version de moi-même, de donner un sens et une autre direction à ma vie, de découvrir qui je suis et devenir une meilleure personne.

Même si le chemin à parcourir reste encore long, je me suis engagée sur cette voie, pour découvrir et devenir qui je SUIS...

Et même si la tâche peut paraître ardue, je sais que je continuerai car, aujourd'hui, cette démarche m'anime...

J'ignore dans quelle direction mon cheminement me mènera … mais j'avance sur mon chemin.

Printed in Great Britain
by Amazon

47772314R00056